BEI GRIN MACHT SICH IHR WISSEN BEZAHLT

AF144551

- - Wir veröffentlichen Ihre Hausarbeit, Bachelor- und Masterarbeit

- - Ihr eigenes eBook und Buch - weltweit in allen wichtigen Shops

- - Verdienen Sie an jedem Verkauf

Jetzt bei www.GRIN.com hochladen und kostenlos publizieren

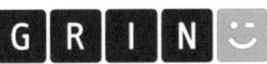

Bibliografische Information der Deutschen Nationalbibliothek:

Die Deutsche Bibliothek verzeichnet diese Publikation in der Deutschen National-
bibliografie; detaillierte bibliografische Daten sind im Internet über http://dnb.d-
nb.de/ abrufbar.

Dieses Werk sowie alle darin enthaltenen einzelnen Beiträge und Abbildungen
sind urheberrechtlich geschützt. Jede Verwertung, die nicht ausdrücklich vom
Urheberrechtsschutz zugelassen ist, bedarf der vorherigen Zustimmung des Verla-
ges. Das gilt insbesondere für Vervielfältigungen, Bearbeitungen, Übersetzungen,
Mikroverfilmungen, Auswertungen durch Datenbanken und für die Einspeicherung
und Verarbeitung in elektronische Systeme. Alle Rechte, auch die des auszugsweisen
Nachdrucks, der fotomechanischen Wiedergabe (einschließlich Mikrokopie) sowie
der Auswertung durch Datenbanken oder ähnliche Einrichtungen, vorbehalten.

Impressum:

Copyright © 2008 GRIN Verlag, Open Publishing GmbH
Druck und Bindung: Books on Demand GmbH, Norderstedt Germany
ISBN: 9783640566686

Dieses Buch bei GRIN:

http://www.grin.com/de/e-book/145915/gesundheitsziele-auf-bundes-und-landes-
ebene-in-deutschland

Heiko Schumann

Gesundheitsziele auf Bundes- und Landesebene in Deutschland

Entwicklung von Ansätzen und Ideen zur Umsetzung auf den drei Ebenen des Mehrebenenansatzes der Ottawa-Charta zur Gesundheitsförderung

GRIN Verlag

GRIN - Your knowledge has value

Der GRIN Verlag publiziert seit 1998 wissenschaftliche Arbeiten von Studenten, Hochschullehrern und anderen Akademikern als eBook und gedrucktes Buch. Die Verlagswebsite www.grin.com ist die ideale Plattform zur Veröffentlichung von Hausarbeiten, Abschlussarbeiten, wissenschaftlichen Aufsätzen, Dissertationen und Fachbüchern.

HOCHSCHULE MAGEBURG-STENDAL (FH)

FERNSTUDIENGANG

ANGEWANDTE GESUNDHEITSWISSENSCHAFTEN

SEMINARARBEIT ZUM MODUL:

Einführung in die Gesundheitswissenschaften, die Gesundheitspsychologie, die Techniken des wissenschaftlichen Arbeitens und die Arbeit mit dem Internet

THEMA:

Gesundheitsziele auf Bundes- und Landesebene in Deutschland.

Entwicklung von Ansätzen und Ideen zur Umsetzung auf den drei Ebenen des Mehrebenenansatzes der Ottawa-Charta zur Gesundheitsförderung.

Heiko Schumann

Vorwort:

In einer Pressemitteilung der Bundesärztekammer vom 31.05.2008 heißt es provokativ: „Wer noch einen Funken Verstand hat, sollte ihn nicht zum Anzünden einer Zigarette benutzen" (Präsident Prof. Dr. Jörg Hoppe). Hausstein und Groneberg (2008) weisen darauf hin, dass die Ursache für die ungenügende Beratungs- und Behandlungsmöglichkeit wohl größtenteils in der Politik liege. Gesetzliche Regelungen, Strategien zur Stärkung der Prävention und das Wissen über die Risiken des Rauchens müssen zum Umdenken im Gesundheitsverhalten führen (Bätzing 2008, Mitglied des Deutschen Bundestages - MdB). Das Bundesgesetz zum Schutz vor den Gefahren des passiven Rauchens vom 1.9.2007 (BNichtrSchG), stößt an seine Grenzen bei der Umsetzung des Nichtraucherschutzes. Passivraucher haben ein um 20% höheres Risiko an Lungenkrebs zu erkranken und ein um 35% erhöhtes Risiko eine Herzerkrankung zu bekommen, so die Weltgesundheitsorganisation (WHO 2003). Rauchen ist aus meiner Sicht ein vermeidbares Gesundheitsrisiko und darf nicht zur Normalität des Alltags gehören. Seit Jahren verfolgen wir als nicht rauchende Eltern eines 13 - jährigen heranwachsenden Jungen die Strategien der Gesundheitspolitik zur Prävention von Zigarettenkonsum. Kritisch diskutieren wir die bisherigen Initiativen, die zum Umdenken konsumierender Jugendlicher führen soll. Gleichzeitig bewegt uns auf der einen Seite der Gedanke, wie wir unseren Jungen vor den Risiken des Passivrauchens schützen können. Andererseits möchten wir ihn ermutigen, seine Gesundheitsressourcen zu stärken, in dem er sich bewusst gegen das Rauchen und für das Nichtrauchen ausspricht. Von Politik und Gesellschaft erwarten wir als Erwachsene und als Eltern eine starke Positionierung für das Gesundheitsziel „Tabakkonsum reduzieren". Mein persönliches Interesse liegt gegenwärtig jedoch eher in der Unterstützung meines heranwachsenden Jungen (sowie der Jugend generell) zum Gesundheitsverhalten eines Nichtrauchers. Die nun vorliegende Hausarbeit gibt mir die Möglichkeit, Ansätze, Ideen und Interventionen der gesundheitsfördernden Gesamtpolitik auch dahingehend zu recherchieren.

Magdeburg, im September 2008   Heiko Schumann

Inhaltsverzeichnis

Vorwort

1. Einführung in das Thema Gesundheitsziele

Die Hausarbeit spiegelt eine Recherche der Gesundheitsziele auf Bundes- und Landesebene in Deutschland wieder. In dieser Recherche sind sowohl Online Recherchen als auch Bibliotheksrecherchen eingeflossen. Es fanden Zeitschriften, Bücher, Gesetzestexte, Stellungnahmen und Studien Berücksichtigung. Auf der Grundlage dieser Recherche erfolgte die Auswahl des Gesundheitszieles „Tabakkonsum reduzieren" auf Bundesebene. Herausragendes Gesundheitsrisiko und frühzeitige Sterblichkeit bilden eindrucksvoll die Plausibilität für dieses Gesundheitsziel. Zur Umsetzung wende ich den Mehrebenenansatzes der Ottawa-Charta an. Im 2. Punkt werden die Gesundheitsziele auf Bundes- und Landesebene sowie die dazugehörige Entwicklung von Modellprojekten recherchiert. Der Punkt 3 reflektiert die aktuelle Situation über das Rauchen und Rauchverhalten in Deutschland auf Bundes- und Landesebene. Daran anschließend folgt im Punkt 4 die Entwicklung von Ansätzen und Ideen auf den drei Ebenen des Mehrebenenansatzes der Ottawa-Charta zur Gesundheitsförderung. Abschließend werde ich im Punkt 5 die Herausforderungen und Zukunftschancen im Umgang mit dem Gesundheitsziel „Tabakkonsum reduzieren" zusammenfassen. Das hier benannte Gesundheitsziel ist bei der Umsetzung der Ziele und Teilziele in besonderer Weise auf die Verbindung der Verhaltens- und Verhältnisprävention angewiesen. Auf diese Verknüpfung werde ich insbesondere eingehen.

2. Gesundheitsziele auf Bundes- und Landesebene

Die gesundheitsfördernde Gesamtpolitik der Bundesrepublik Deutschland zeichnet für verbindliche Vereinbarungen kooperativer Akteure bei der Entwicklung und Umsetzung von Gesundheitszielen verantwortlich. Gesundheitsziele und deren Teilziele werden sowohl auf Bundes- als auch auf der Landesebene definiert und über Indikatorenmodelle evaluiert. Beispielhaft führe ich an dieser Stelle die jährliche Gesundheitsberichterstattung (GBE) des Bundes und der Länder an.

2.1 Entwicklung von Gesundheitszielen

Die Internetpräsentation der Gesellschaft für Versicherungswissenschaft und –gestaltung e.v. (GVG) bietet eine umfangreiche und strukturierte Plattform zu Gesundheitszielen (http://www.gesundheitsziele.de). Eine Auswahl der Gesundheitsziele erfolgt pragmatisch nach folgenden Kriterien: wissenschaftliche Fundierung (Mortalität, Morbidität, Verbreitung des Gesundheitsproblems), Partizipations- und Konsensprozesse, Umsetzbarkeit, Evaluierbarkeit und ökonomische Relevanz (BMG 2008). Die Gesundheitspolitik der Bundesrepublik Deutschland orientiert sich an Gesundheitszielen als Instrument zur Verbesserung der Gesundheitssituation der Bevölkerung erst seit dem Jahr 2000. Dieses Projekt wurde im Auftrag des Bundesgesundheitsministeriums, im Dezember 2000 mit mehr als 70 Organisationen des Gesundheitswesens und angrenzender Bereiche ins Leben gerufen. Anfang 2007 wurde das Modellprojekt als Kooperationsverbund der beteiligten Akteure weitergeführt. Unter den Repräsentanten im Forum Gesundheitsziele Deutschland befinden sich unter anderem die Bundesärztekammer (BÄK), die Deutsche Hauptstelle für Suchtfragen (DHS) und die Bundeszentrale für Gesundheitliche Aufklärung (BZgA). In einem Maßnahmenkatalog wurden gesicherte Erkenntnisse zusammengeführt, Zielbereiche und Empfehlungen formuliert. Die Gesundheitsziele dienen der Verbesserung gesundheitsrelevanter Strukturen und stellen einen Bezug zur Prävention, Früherkennung, Behandlung und Rehabilitation von konkreten Krankheitsbildern dar. Die Entwicklung von Gesundheitszielen erfordert den Konsens zwischen Politik, Kostenträgern und Leistungserbringern, Selbsthilfe- und Patientenorganisationen, Fachbänden und Wissenschaft. Im Handlungsrahmen der Gesundheitsziele werden also Fachkompetenzen zusammengefasst, Wissen generiert und Ressourcen gebündelt, um sie dann zielorientiert zu platzieren (Angele 2003).

2.2 Gesundheitsziele auf Bundesebene

Insgesamt existieren auf Bundesebene 6 konkrete Gesundheitsziele und weitere 3 befinden sich in der Ausarbeitung. Die Gesundheitsziele auf Bundesebene reichen von „Diabetes mellitus Typ 2...", Brustkrebs, Depression, „Tabakkonsum reduzieren", „Gesund aufwachsen" bis „Patientensouveränität stärken". Im Einzelnen können die Gesundheitsziele auf Bundesebene unter folgender Internetadresse abgerufen werden: http://www.gesundheitsziele.de. Nationale Gesundheitszielprozesse sind und sollten verknüpft sein mit internationalen Zieleprozessen (Zieleprogramme der Weltgesundheitsorganisation und andere).

2.3 Gesundheitsziele auf der Landesebene

Gesundheitsziele in den Bundesländern werden überblicksartig und einschließlich laufender Zieleprozesse im Forum Gesundheitsziele Deutschland aufgelistet. In Sachsen Anhalt werden gegenwärtig 5 Gesundheitsziele und 39 Modellprojekte umgesetzt. Die Gesundheitsziele auf Landesebene reichen von: „Erreichen eines altersgerechten Impfstatus bei 90 Prozent der Bevölkerung" bis zum Gesundheitsziel: „Förderung eines gesunden Ernährungsverhaltens und gesunder Ernährungsangebote für die Bevölkerung". Alle Gesundheitsziele auf der Landesebene z.B. Sachsen-Anhalts können im Einzelnen unter folgender Internetadresse abgerufen werden: http://www.sachsen-anhalt.de. In einer Pressemitteilung vom 25.5.2005 vom Ministerium für Gesundheit und Soziales weist Gesundheitsminister Gerry Kley darauf hin, das die Entwicklung diesbezüglich im Land Sachsen Anhalt (LSA) ein Erfolgsmodell sei: „Das Vorhaben, mit der Neujustierung nicht die Bekämpfung von Krankheit, sondern die Entwicklung eines gesundheitsgerechten Verhaltens und die Gestaltung gesundheitsförderlicher Lebensräume in den Mittelpunkt der gemeinsamen Bemühungen aller Gesundheitsakteure in Sachsen-Anhalt zu stellen, hat sich als richtig erwiesen". Es ist gefordert und notwendig, dass sich die Bundesländer in einem Austausch- und Kooperationsprozess zu ihren Gesundheitszielen begegnen. Ein Beispiel ist das „Gesunde Städteprojekt", wo länderübergreifend eine Diskussion nachzuvollziehen ist (Waller 2006).

3.   Gesundheitsziel „Tabakkonsum reduzieren" auf der Bundesebene

In Deutschland rauchen laut dem Bundesministerium für Gesundheit 33 Prozent der Erwachsenen. Viele von ihnen sind sich der möglichen Konsequenzen bewusst (Bätzing 2008). Über 300 Menschen sterben pro Tag in Deutschland und 800.000 jährlich in der Europäischen Union (Haustein und Groneberg 2008) an den Folgen, die direkt auf das Rauchen zurückzuführen sind. Das Einstiegsalter der Jugendlichen liegt zwischen dem 11. und dem 13. Lebensjahr. Nach Angaben des Deutschen Krebsforschungszentrums sterben rund 3300 Nichtraucher /-innen jährlich an den Folgen des Passivrauchens. Der Tabakkonsum verursacht in Deutschland jährlich mehr Tote als Alkohol, Aids, illegale Drogen, Suizide, Morde und Verkehrsunfälle zusammen. Von 2001 bis 2007 konnte die Quote der jugendlichen Raucher auf Bundesebene von 28% auf 18% gesenkt werden (Bätzing 2008). In Sachsen Anhalt dagegen stieg die Zahl der jugendlichen Raucher zwischen 1998 und 2003 von 20% auf 37% (Land Sachsen Anhalt – Gesundheitsziele – Stand 9/2008). Nach Aussagen der Weltgesundheitsorganisation ist eine Reduzierung tabakbedingter Todesfälle in den nächsten 30 bis 50 Jahren nur möglich, wenn es gelingt Erwachsene Raucher zum Aufhören zu ermuntern (WHO 2003). Für eine erfolgreiche Reduzierung des Tabakkonsums in Deutschland gibt es seit der Evaluation 2003 zu bisher durchgeführte Maßnahmen eine kritische Auseinandersetzung. Diese bezieht sich auf die unsystematischen und auch isolierten Maßnahmepakete der Veränderung von Verhaltensweisen bei Tabakkonsum. Nachhaltige Auswirkungen auf das Rauchverhalten werden sich seit dem nur noch durch eine Bündelung bevölkerungs- und individuumsbezogener Vorgehensweisen sowie durch Veränderung von Strukturen (verhältnispräventiv) versprochen. Ein nationaler Schwerpunkt zur Verringerung des Tabakkonsums muss aufgrund der Globalisierung internationalen Charakter tragen (GVG 2003).

4. **Anwendung des Mehrebenenansatz der Ottawa-Charta zur Gesundheitsförderung**

Die Ottawa-Charta ist ein internationales Dokument zur Gesundheitsförderung, aus dem Jahr 1986 (Waller 2006). Das Ziel „Gesundheit für alle" sollte das aktive Handeln bestimmen (WHO 2003). Strategien der hier benannten aktiven Gesundheitsförderung sind z.b. die Entwicklung persönlicher Kompetenzen und einer gesundheitsfördernden Gesamtpolitik, gesundheitsbezogene Gemeinschaftsaktionen oder die Neuorientierung der Gesundheitsdienste (Steinbach 2007). Der Mehrebenenansatz, von der Komplexität zum Individuum, den ich in den Punkten 4.1 bis 4.3 näher erläutere, dient der Implementierung von Gesundheitsförderungsprogrammen, die für Veränderungen neue Zugänge eröffnen sollen. Das Gesundheitsziel „Tabakkonsum reduzieren" kann anhand des am 20.7.2007 in Kraft getretenen Bundesnichtraucherschutzgesetzes (BNichtrSchG) auf dem Mehrebenenansatz politisch, organisations- und individuumsbezogen skizziert werden.

4.1 Ebene der Politik

Das Bundesnichtraucherschutzgesetz ist ein Gesetz zum Schutz vor den Gefahren des Passivrauchens. Das Gesetz ebnet den Weg für ein Rauchverbot in öffentlichen Einrichtungen des Bundes, des Personennahverkehrs als auch in Bahnhöfen. Parallel hierzu wird die Altersgrenze für das Rauchen auf 18 Jahre im Jugendschutzgesetz angehoben. Mit dem Bundesgesetz wird eine Politik der Implementierung der Tabakkontrolle verbessert. Daraus resultiert objektiv eine Verbindung der Veränderung der Verhaltensweisen „Verhaltensprävention" und der Veränderung von Strukturen „Verhältnisprävention". Mit der aktuellen Kampagne „Rauchfrei 2008" geht die Bundeszentrale für gesundheitliche Aufklärung (BZgA) bundesweit an den Start. Ziel ist es unter anderem, möglichst vielen Raucherinnen und Rauchern, einen langfristigen Ausstieg aus der Tabakabhängigkeit zu ermöglichen. Weitere, politisch unterstützte und als wirksam erachtete Maßnahmen zur Reduzierung des Tabakkonsums in Umsetzung des Gesundheitszieles sind bereits beschrieben (GVG 2003). Neu ist die Sichtweise der Notwendigkeit, nicht nur einzelne Maßnahmen zu favorisieren, sondern bewusst nur mit einem gebündelten Maßnahmekatalog zu starten. Es ist als Erfolgskriterium zu werten, wenn die gesundheitsförderliche Reduzierung des Tabakkonsums gesamtpolitisch umgesetzt wird (Steinbach 2007).

4.2 Ebene der Organisation

Dem Anliegen der Ottawa-Charta folgend, sind auf der Handlungsebene der Organisation oder Institution Neuorientierungen in der Verhaltens- und Verhältnisprävention des Rauchverhaltens, auszugsweise hier bei jungen Menschen gefragt. Am Settingansatz der Schule skizziere ich die Auswirkungen und Chancen des Nichtraucherschutzgesetzes. Die Deutsche Hauptstelle für Suchtfragen e.v. (DHS) veröffentlichte 2008 Daten und Fakten, die darauf hinwiesen, dass die soziale Stellung und die besuchte Schulform wesentlichen Einfluss auf das Rauchverhalten von Schülern und Schülerinnen haben (DHS 2008). Umso höher die Schulform, umso geringer der Anteil der jugendlichen Raucherinnen und Raucher. Der sich hieraus rekrutierende Handlungsbedarf, sollte Schwerpunkte in Sekundar- und Hauptschulen setzen. Bisher werden von der BZgA mit der Kampagne „rauchfrei" alle Schulformen gleichermaßen zum Thema „Rauchen" informiert. Empfohlene Leitlinien erwarten eine Neuorientierung der Gesundheitsdienste (vernetzte, flächendeckende Gesundheitsberatung für spezifische Bedarfsorientierung). Handlungsstrategien bspw. für Schulen sind die Unterstützung einer gesundheitsfördernden Schulkultur zum Nichtrauchen, dazugehörige gesundheitsorientierte Lernmöglichkeiten und das „Rauch-frei" Schulprofil. Die Schulen brauchen Organisationsentwicklungen, um Zugänge zu Kooperationsnetzwerken in den Kommunen auch länderübergreifend entwickeln zu können.

Die Beeinflussung des sozialen Umfeldes, die risikoarme Gestaltung der Lebensbereiche oder die Beachtung der Angebote rauchfreier Freizeitgestaltung sollen beispielhaft die Verhältnisprävention (gesetzgeberische/strukturelle Rahmenbedingungen) auf dieser Ebene beschreiben.

4.3 Ebene des Individuums

Die Handlungsebene des Individuums ist der Leitlinie der Entwicklung und Stärkung der persönlichen Kompetenzen zum Rauchverhalten verpflichtet. Durch Aufklärung, Information oder auch bewusste Vorbildhaltung erfolgt eine Verhaltensprävention des Individuums, eine Stärkung der Persönlichkeit. Ziel ist es, gesundheitsfördernde Verhaltensweisen wie die der Ausstiegsförderung, der

Einstiegsverhinderung oder des Schutzes vor Passivrauchen zu übernehmen. Eine Professionalisierung im Sinne der Stärkung der psychosozialen Kompetenz von Lernenden und Lehrenden in der Schule lässt Kontextvariablen (Wirkungs- und Erreichbarkeits-Indikatoren) als Vergleichsgrößen zur Evaluierung der Ziele und Teilziele bei der Reduzierung des Tabakkonsums entstehen (vgl. GVG 2003).

5. Herausforderungen und Zukunftschancen der Umsetzung des Gesundheitsziels auf Bundesebene – eine Zusammenfassung

Das zentrale Anliegen der Gesundheitsziele ist eine ebenenübergreifende Vernetzung und breite Verankerung des Gesundheitszielgedankens. Das Gesundheitsziel „Tabakkonsum reduzieren" kann in dieser Recherche positiv gewürdigt werden. Auch 22 Jahre nach der Ottawa-Charta sind die Entwicklungschancen noch nicht ausgeschöpft. Dieses Gesundheitsziel stellt hohe Herausforderungen an Interprofessionalität, vernetzte Fachbereiche sowie an die Aktivierung und Beteiligung der Bürger verbunden mit den erheblichen Anforderungen an Strukturveränderungen. Frühzeitigkeit der Einwirkung auf die persönliche Kompetenzen und Nachhaltigkeit sind die Prämissen in der Verhaltensprävention des Rauchverhaltens, die stets mit sozialpsychologischen Erkenntnissen der verschiedenen Altersbereiche abgeglichen werden müssen. Vorschulische Ansätze für die heranwachsende Generation zur frühzeitigen Verhaltensbeeinflussung sowie eine sich gleichzeitig entwickelbare Kooperationsform zur Elternschaft über alle Entwicklungsstufen des Kindes- und Jugendalters halte ich persönlich noch für Zukunftsmöglichkeiten.

Weitere Beispiele, Ideen und Ansatzmöglichkeiten sehe ich in den Themen: Rauchfrei in Öffentlichkeit oder Verbot von Light Zigarettenwerbung, da hier der Eindruck erweckt wird, dass dieses Produkt weniger schädlich sei und somit ein geringeres Krankheitsrisiko habe. Auch die Übernahme von Kosten bei Erfolgreicher Rauchentwöhnung oder die Subventionierung von Entwöhnungsunterstützungsmedikamenten zeigen weitere Ansatzmöglichkeiten auf.

6. Literaturverzeichnis:

Angele, Sibylle: Die Entwicklung von Gesundheitszielen in Deutschland. Bundesgesundheitsblatt – Gesundheitsforschung – Gesundheitsschutz. Berlin, Heidelberg: Springer Verlag 2003 (= Volume 46, Number 2).

Bätzing, Sabine: Geleitwort. - in: Haustein, Knut-Olaf, Groneberg, David: Tabakabhängigkeit. Gesundheitliche Schäden durch das Rauchen. 2. Aufl. Berlin, Heidelberg: Springer – Verlag 2008.

BMG (Hrsg.): Bundesministerium für Gesundheit: Gesundheitsziele. (2008). Online unter URL:http://www.bmg.bund.de/cln_117/nn_1195892/DE/Drogen-und-Sucht /Tabak /tabak__node.html) [Stand 15.09.2008]

BZgA (Hrsg.): Qualitätssicherungsmaßnahmen im Rahmen der bundesweiten „rauchfrei" Jugendkampagne zur Tabakprävention – Ziele, Konzept und Umsetzung. (Stand September 2008).

Deutsche Hauptstellen für Suchtfragen e.V. : Online unter URL: http://www.dhs.de/web/datenfakten/tabak.php [26.09.2008].

GVG (Gesell. für Versicherungswissenschaft und –gestaltung e.V.) (Hrsg.): gesundheitsziele.de. Bericht. Auszug der Ergebnisse von AG 6. Tabakkonsum reduzieren. Online unter Url:http://www.gesundheitsziele.de (14.2.2003) [Stand 15.09.2008]

Haustein, Knut-Olaf, Groneberg, David: Tabakabhängigkeit. Gesundheitliche Schäden durch das Rauchen. 2. Aufl. Berlin, Heidelberg: Springer – Verlag 2008.

Land Sachsen Anhalt – Gesundheitsziele: http://www.sachsen-anhalt.de/LPSA/index.php?id=27221 [Stand: 19.09.2008].

Steinbach, H.: Gesundheitsförderung. Ein Lehrbuch für Pflege- und Gesundheitsberufe. 2 Aufl. Wien: Facultas Verlag- und Buchhandel AG 2007.

Waller, Heiko: Gesundheitswissenschaft. Eine Einführung in Grundlagen und Praxis. 4.Aufl. Stuttgart: Kohlhammer 2006.

WHO - World Health Organization. Policy Recommendations for Smoking Cessation and Treatment of Tobacco Dependence. Stand: 2003 – Online unter URL: http://www.who.int/tobacco/resources/publications/tobacco_dependence [letzter Zugriff 23.09.2008, 20:30].

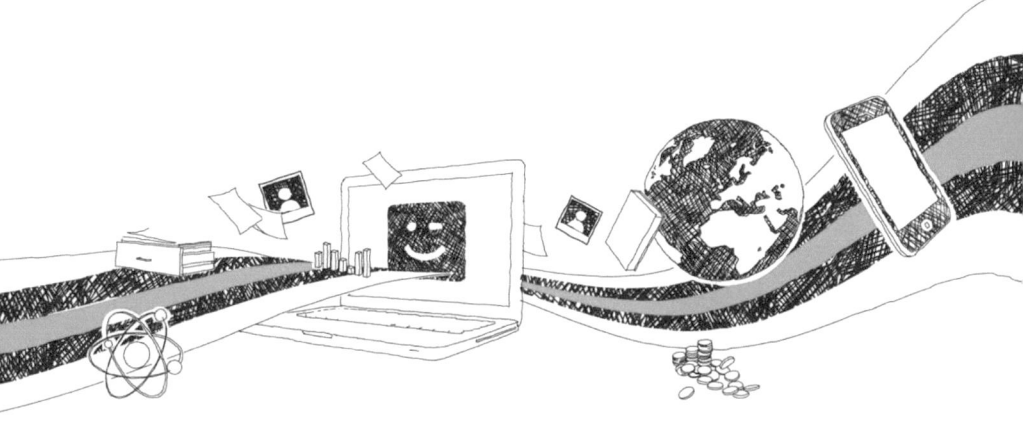
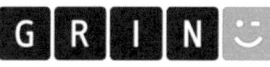